PUBLICATIONS DU *PROGRÈS MÉDICAL*

OBSERVATION

D'ATROPHIE MUSCULAIRE MYÉLOPATHIQUE

A TYPE SCAPULO-HUMÉRAL

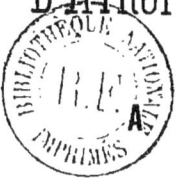

PAR

M. le Dᵣ A. RÉMOND

(De Metz).

PARIS

AUX BUREAUX DU **PROGRÈS MÉDICAL** 14, rue des Carmes, 14	E. LECROSNIER & BABÉ ÉDITEURS Place de l'École-de-Médecine

1889

OBSERVATION

D'ATROPHIE MUSCULAIRE MYÉLOPATHIQUE

A TYPE SCAPULO-HUMÉRAL

Le diagnostic entre les myopathies et les myélopathies, présente dans certains cas des difficultés considérables; la classification des maladies de ce groupe est encore pleine d'intérêt, nous n'en voulons pour preuve que les recherches de tout genre suscitées dans ces derniers temps par les affections spinales ; c'est en nous appuyant sur ces considérations que nous nous sommes crus autorisés à publier l'observation que l'on va lire. Le sujet qui nous occupe nous a paru d'ailleurs remarquable à plus d'un titre; la période tardive, en effet, à laquelle s'est éveillée la maladie, les rapports qu'elle semble affecter avec les accidents survenus dans l'enfance, la rareté relative, enfin, des cas de ce genre, nous ont engagé à profiter de l'extrême obligeance de M. le professeur agrégé Debove, grâce auquel nous avons pu recueillir, dans son service de l'hôpital Andral, le cas suivant d'atrophie musculaire consécutive à une paralysie infantile.

OBSERVATION. — D***, 40 ans, bijoutier, né à Creswald (Moselle). *Antécédents héréditaires*. Le malade nous raconte que sa mère, âgée actuellement de 67 ans, est atteinte d'une *paralysie agitante* durant depuis 9 ans, avec phénomènes de propulsion très nets ; l'affection, d'après ce que dit le malade, a évolué régulièrement, le début ayant eu lieu dans les mains et la généralisation aux quatre membres étant aujourd'hui un fait accompli. *Son père* est mort en 1865, après avoir passé 30 mois au lit pour une *tumeur blanche de la cheville* qu'il refusa de laisser opérer. Un frère du malade présente depuis l'âge de 30 ans, c'est-à-dire, depuis 4 ans maintenant, *des crises épileptiques*, ou au moins épileptiformes, revenant à des intervalles irréguliers mais assez longs, environ 1 mois à 6 semaines. D*** a perdu une sœur de la poitrine et une autre de la fièvre typhoïde ; il lui en reste encore une dont la santé générale est bonne, mais qui est sujette à des *migraines* fréquentes et violentes. Nous avons recherché avec soin du côté des ascendants, mais, malgré nos efforts, nous n'avons rien rencontré de suspect chez les grands parents maternels, ni chez le grand-père paternel, dont nous sommes parvenus à retrouver la trace ; nous n'avons pu avoir aucun renseignement sur la grand'mère du côté paternel.

Antécédents personnels. — A l'âge de 2 ans, le malade eut une paralysie infantile ; les phénomènes fébriles durèrent très peu de temps ; la paralysie, d'abord générale, persista à la *jambe droite*, si bien que le pied du même côté se plaça en varus équin très accusé, tandis que la jambe gauche ne conservait qu'une certaine impotence fonctionnelle de tous les muscles, sans qu'aucune déformation n'ait été la conséquence de cette faiblesse du membre. Le bras droit qui avait été également paralysé tout entier au sortir de la période aiguë de l'affection retrouve dans la suite toute son énergie et son volume ; il en a été de même des deux cuisses. A 14 ans, il fit une chute et se brisa la cheville du côté gauche ; il était tombé d'une hauteur de deux mètres environ. A la suite de cette fracture, il persista une mobilité anormale de l'articulation tibio-tarsienne et une légère déformation du pied qui tend, mais faiblement, à se placer en varus. Ces déformations des membres inférieurs ne l'empêchèrent pas d'apprendre son métier, et il ne s'était jamais aperçu d'aucun trouble dans les membres supérieurs, quand, à l'âge de 30 ans, il fit une chute causée par la maladresse que la déformation des pieds impose à sa démarche, et se fractura l'humérus à peu près au milieu de la diaphyse. La fracture guérit sans autres accidents, mais il se cassa de nouveau le bras à 33 ans, et, cette fois, il persista un cal volumineux. A l'âge de 36 ans, il y a par conséquent 4 ans environ, il s'aperçut qu'il ne pouvait plus aussi facilement saisir les objets placés derrière lui, à l'atelier, sur des rayons, et que son bras droit devenait faible, le soir surtout ; il éprouvait des fourmillements et une grande sensation de fatigue dans toute l'épaule et le bras droit ; il se mit alors à boire pour reprendre des forces, absorbant jusqu'à 20 centilitres d'alcool tous les matins ; mais la faiblesse du bras augmentait toujours, et, il y a 3 ans, il s'aperçut que son épaule et son bras droit diminuaient rapidement de volume. Dix mois plus tard, il eut une série d'accès fébriles quotidiens qui cédèrent au bout de 3 semaines à la quinine ; en même temps l'avant-bras et la main, à droite, l'épaule et le bras gauche, se mettaient à diminuer ; il fut alors traité par le bromure à l'intérieur, et les pointes de feu sur la colonne vertébrale, mais sans succès. Il y a 6 mois, il commença à ressentir des bourdonnements dans la tête, et depuis quelques mois, il trouve que ses cuisses, qui étaient jusqu'ici restées normales, maigrissent également, sans qu'il éprouve cependant autre chose que de la faiblesse et des fourmillements de temps en temps.

Etat actuel (3 *décembre* 1888). — Le malade est relativement bien portant : l'appétit est conservé et les digestions sont régulières ; comme il ne boit plus depuis qu'il s'est aperçu qu'il était malade, les phénomènes de catarrhe stomacal qu'il dit avoir présentés ont disparu.

Appareil circulatoire. — *Cœur.* Pas de bruits anormaux, le pouls est régulier, égal, les artères sont assez molles, — pas d'athérôme appréciable.

Appareil respiratoire. — Le malade présente des granulations dans le pharynx, qui le font tousser et cracher assez abondamment. Le thorax est légèrement globuleux et la sonorité est un peu augmentée sous les clavicules ; on ne trouve pas à l'auscultation trace de lésions tuberculeuses.

Système nerveux. — D*** dort bien et ne présente nulle part de phénomènes douloureux subjectifs, à part quelques fourmillements dans les cuisses et dans les jambes, — le réflexe rotulien a disparu des deux côtés, on ne peut provoquer le réflexe plantaire, — les pupilles sont égales et le réflexe pupillaire est conservé. Enfin, quand il est ému pour une cause quelconque, il bredouille assez fort en parlant.

Appareil musculaire. — Dans la station debout le corps du malade est à peu près rectiligne sans ensellure exagérée, — les deux pieds, grâce à leur déformation, ne présentent que des points d'appui très défectueux, cependant D*** marche sans trop de peine avec l'allure spéciale des individus atteints de pied-bot double, c'est-à-dire en faisant décrire alternativement un demi-cercle à chaque jambe, pour ramener en avant le pied postérieur. Quand on fait tenir le malade debout longtemps, les tremblements fibrillaires des muscles de la cuisse lui rendent la station difficile ; en outre, il se plaint de descendre les

escaliers avec une certaine peine et de ne pas pouvoir se con-
duire facilement dans l'obscurité. Par moment les triceps
fémoraux se relâchent et le malade s'affaisse; il est alors obligé
de se tenir aux objets environnants et craint de s'aventurer
seul un peu loin de chez lui ; étant assis il se relève cependant facilement et se rassied dans son lit étant couché, sans
faire aucun effort exagéré.

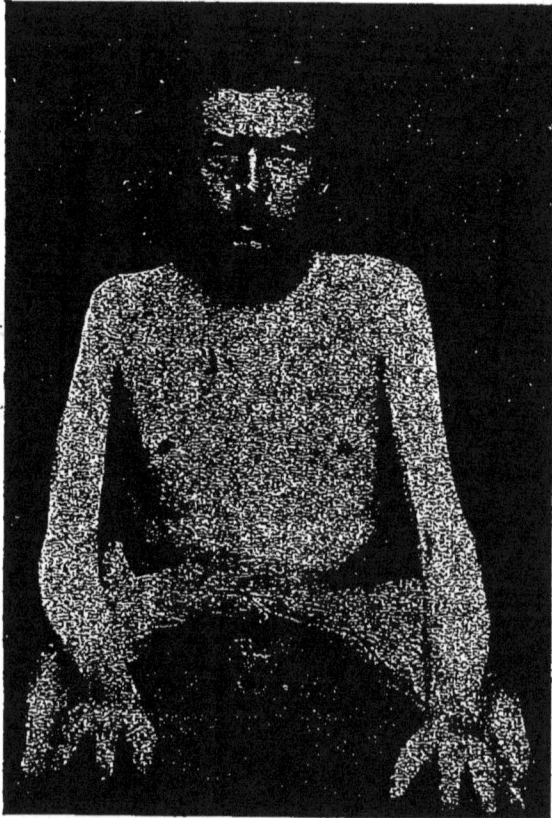

Fig. 1.

Face. — La face est assez mobile et l'expression conservée
— les lèvres ne sont pas grosses, et le malade siffle facilement
— les yeux sont ouverts également et se ferment complète-
ment. — Quand le malade rit, le pli naso-jugal se creuse faiblement, cependant les différentes rides se dessinent bien et il

ne semble pas qu'il y ait d'atrophie des muscles de la face. La langue ne paraît pas atrophiée et la déglutition n'a jamais été gênée.

Cou. — Tous les mouvements de la tête sont possibles, et ni les muscles de la nuque, ni ceux de la partie antérieure du cou ne présentent de diminution de volume appréciable.

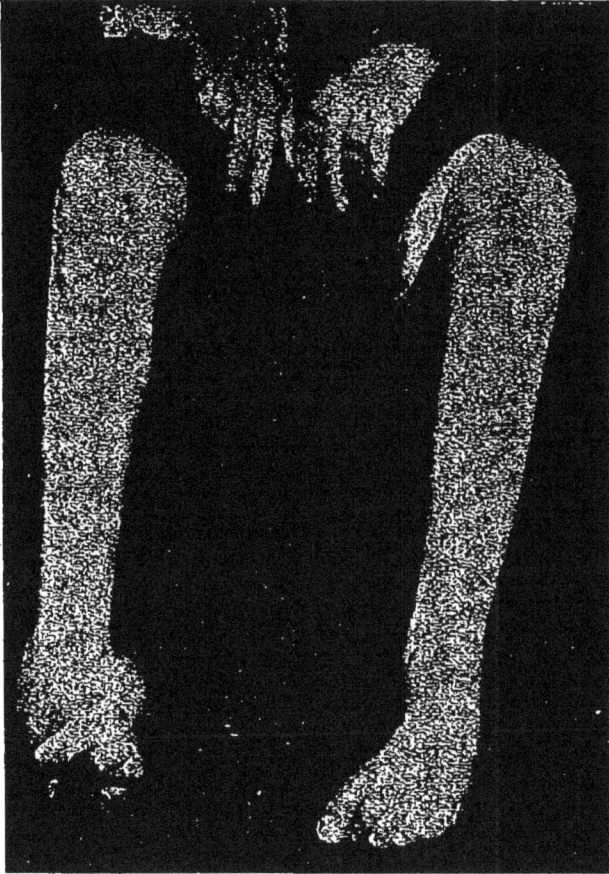

Fig. 2.

Membres supérieurs. — *Bras droit.* Les muscles du moignon de l'épaule sont atrophiés, les sus et sous-épineux moins que le deltoïde, dont il ne semble rester presque rien, et au travers duquel on arrive à sentir très facilement les surfaces articulaires. Le malade ne peut pas étendre l'avant-bras sur le bras sans s'aider de la pesanteur ; le biceps est très atrophié mais se dessine encore à l'état de corde sous la peau. L'adduction et l'abduction du bras sont impossibles, il en est de même de l'élévation. L'avant-bras est amaigri, mais moins que le bras, la supination est impossible, la pronation très incomplète ; les muscles sont agités de tremblements fibrillaires. La main est amaigrie par comparaison avec l'autre, les espaces interosseux et les éminences ont l'air vidés. *A gauche*, les muscles du moignon sont également atrophiés, cependant le malade peut encore lever le bras en l'air, mais quand il est ainsi dans l'extension, le triceps ne suffit plus à le maintenir et le poing retombe de tout son poids sur l'épaule. Le malade ne peut non plus aller saisir un objet sur l'épaule droite avec la main gauche. (Voir *Fig. 1*).

Bras gauche. — L'avant-bras, est beaucoup moins atrophié que l'autre, il en est de même de la main qui paraît sensiblement normale. On remarque d'ailleurs des tremblements fibrillaires dans toute l'étendue du membre. — *Tronc*. Les pectoraux ont légèrement diminué de volume à droite ; à gauche le tremblement fibrillaire est cependant plus accusé que dans le pectoral droit ; les autres muscles de la face antérieure du tronc (abdomen) ne semblent pas altérés. A la face postérieure, le scapulum du côté gauche fait une saillie beaucoup plus considérable que celui de droite, sous lequel le sous-scapulaire semble avoir disparu ; les espaces intercostaux (grand dentelé, etc.) semblent également plus vides à droite. Les muscles des gouttières vertébrales et de la masse sacro-lombaire ne semblent pas avoir été atteints, les muscles fessiers sont également encore assez volumineux.

Membres inférieurs. — Les cuisses présentent encore un volume assez considérable, le malade raconte cependant qu'elles ont notablement diminué depuis quelque temps ; en outre, toute la masse musculaire du triceps et le couturier sont constamment agités par des tremblements fibrillaires qui s'exagèrent sous l'influence du moindre choc, ces tremblements sont plus accentués à gauche ; en outre, nous avons déjà signalé cette faiblesse des triceps qui les empêche de maintenir longtemps leur contraction et qui fait que le malade s'affaisse de temps à autre sur ses jambes. Les jambes sont amaigries, la peau est froide, rugueuse, les masses musculaires semblent avoir disparu en grande partie ; mais il ne faut pas oublier que nous nous trouvons ici en présence des lésions datant de la paralysie infantile et qu'il est fort difficile, pour ne pas dire impossible, de distinguer, au milieu de cette destruction, si le processus atrophique a joué ici un rôle quelconque dans ces derniers temps. (Voir *Fig.* 2).

Voici d'ailleurs les *mensurations* qui se rapportent aux différents membres :

MESURES PRISES :	BRAS DROIT.	BRAS GAUCHE.
Au niveau du col chirurgical . . .	Cent. 20	Cent. 24,5
A la partie moyenne de l'humérus .	18,5	19,5
A un travers de doigt au-dessus de la fosse olécrânienne.	19	21
Au niveau de l'olécrâne	19	23
Avant-bras, 1/3 supérieur	22,5	24,5
Au-dessus de l'articulation du poignet.	15	16,6
Au niveau de l'articulation métacarpophal du pouce.	25	26,5

MESURES PRISES :	JAMBE DROITE.	JAMBE GAUCHE.
A la cuisse 1/3 supérieur.	Cent. 51,5	Cent. 51,5
Au-dessus de la rotule	36,5	35,5
Au niveau du sommet de la rotule.	34,5	34
Au niveau de la partie la plus épaisse du soléaire	27,5	26,5
Au-dessus de la cheville.	18,5	19,5

Sensibilité.— Le malade nous dit qu'il ne s'est jamais aperçu d'aucun trouble du côté de la sensibilité ; il n'a jamais ressenti d'autres phénomènes subjectifs que des fourmillements dans les masses musculaires en voie d'atrophie. Nous avons exploré avec soin la sensibilité avec une épingle, avec un corps froid, sans l'avoir nulle part trouvée en défaut ; enfin, voici les résultats fournis par l'exploration au compas de Weber. Nous donnons dans la 3e colonne les chiffres moyens obtenus par nous sur des sujets normaux (1).

Distance entre les pointes du compas en millimètres :

	BRAS DROIT.	BRAS GAUCHE.	MOYENNE NORMALE.
Eminence thénar, face palmaire.	Mill. 6	Mill. 10	Mill. 14 (Min. 4, Max. 22).
Av.-bras, partie moyenne, face palmaire . .	13	13	»
Bras, partie moyenne, face interne	23	24	»
Acromion	41	51	33 (Min. 13, Max. 43).
Clavicule	34	32	»

(1) Thèse de Nancy, 1888.

JAMBE DR. JAMBE GAUCHE. MOYENNE NORMALE.

Grand trochanter. . .	Mill. 51	Mill. 60	Mill. 36
			(Min. 20, Max. 87).
Au-dessus de la rotule.	41	27	»
Malléole externe. . .	56	40	25
			(Min. 12. Max. 65).
Face plantaire	32	12	»

On peut voir que, si la sensibilité générale n'est pas altérée d'une façon manifeste, ces chiffres se rapprochent cependant plutôt des valeurs maxima rencontrées par nous sur des sujets sains.

Etat de la nutrition. — Parallèlement à cette étude de la sensibilité, nous avons recherché avec soin la trace de troubles trophiques; nous n'en avons rencontré aucun; cependant le malade se plaint d'avoir, l'hiver, des engelures et des taches bleues sur la peau des jambes; quoiqu'il en soit de ce point spécial, et en l'absence de toute lésion de la peau autre qu'une certaine sécheresse, nous avons examiné la *température* en différents points des membres. Voici les résultats.

	CÔTÉ DROIT.	CÔTÉ GAUCHE.
Creux axillaire	36°,1	37°
Pli du coude.	35°,4	35°,7
Paume de la main. . . .	33°,5	33°,4
Pli de l'aine	36°	36°
Creux poplité	32°	32°,1
Plante du pied : moins de .	31°,5	moins de 31°,5

On voit par ce tableau que la température du côté le plus atrophié (épaule droite) est sensiblement inférieure à celle du côté opposé. Aux pieds, nous ne pouvons donner de chiffre exact, notre thermomètre ne marquant plus au-dessous de 31°,5.

Exploration électrique. — Nous commencerons par donner l'état du système musculaire examiné avec le chariot de Dubois Reymond, actionné par une pile au bichromate d'une capacité de deux litres. Les chiffres que nous marquons d'une croix ont été obtenus lorsque, sous l'influence du courant, on voyait de petites brides musculaires se dessiner sous la peau, mais que la contraction du muscle était impuissante à imprimer un mouvement au membre.

Minimum d'excitation normale 8 3/4. — Méthode polaire; électrode fine sur le muscle. — Bras droit.

Deltoïde. Muscle antérieur	6	+
— Muscle postérieur	5,5	+
Triceps. Longue portion	6	+
— Branche externe	5,5	+
— Branche interne	6,5	+
Biceps	6 1/4	+
Brachial interne	7	+
Long supinateur	6	+
Long radial interne	6,5	+
Court radial externe	7,5	
Court supinateur	6,5	
(Action musculaire très faible).		
Cubital	8,5	
Extenseur commun des doigts	7,5	
Extenseur de l'index	6	
Long abducteur du pouce	6,5	
Court extenseur du pouce	6,5	
Extenseur de l'auriculaire	7,5	
1er et 2e inteross. dorsaux	7,5	
3e et 4e inteross. dorsaux	7	
Rond pronateur	7	
Fléchisseur du carpe cubital	7,5	
Fléchisseur profond des doigts	7,5	
Fléchisseur des doigts 2 et 3	6,5	
Fléchisseur de l'auriculaire et de l'index	6,5	
Fléchisseur superficiel des doigts	7,5	
Long fléchisseur du pouce	7	
Opposant du pouce	6 1/4	
Court fléchisseur du pouce	6,5	
Adducteur du pouce	6,5	
Lombricaux	6 3/4	
Palmaire interne	6,5	
Court fléchisseur du petit doigt	6	
Carré pronateur	5,5	

(+) Les muscles ne donnent pas de contraction active quelque près qu'on rapproche les bobines. Ces chiffres indiquent le moment où les brides résiduelles des muscles entraient en contraction.

Bras gauche. — Minimum d'excitation normale, 8 1/4.

Deltoïde. Muscle antérieur	7	+
— Muscle postérieur	6,5	+
Triceps. Longue branche	6	+
— Branche externe	6	+
Brachial interne	7,5	+

(+) Même observation qu'au bras droit. A 4, la contraction active n'a pas encore lieu, mais la douleur est insupportable.

Triceps branche interne 7 1/1
Biceps 4,5
Long supinateur. 6 3/4
Long radial interne 6 3/4
Court radial externe 7
Extenseur commun des doigts. . . . 7,5
Extenseur de l'index 8
Court extenseur du pouce 6 3/4
Long   —   6,5
Muscle cubital. 7
Interosseux dorsaux I et II. 7 1/4
    —   —   III et IV. . . . 7,5
Abducteur de l'auriculaire 7,5
Fléchisseur du carpe radial. 7
Rond pronateur 7
Fléchisseur superficiel des doigts. . 7
Long fléchisseur du pouce 6 3/4
Fléchisseur des doigts Index et Auri-
    culaire 6 3/4
Fléchisseur des doigts 2 et 3 8
Fléchisseur profond des doigts . . . 8 1/4
Fléchisseur du carpe cubital 8 1/4
Carré pronateur. 7 1/2
Court abducteur du pouce 7
  —   opposant du pouce. 7 1/4
  —   fléchisseur du pouce. 6,5
Abducteur du pouce. 7
Lombricaux. 6 1/4
Court fléchisseur du petit doigt. . . 6,5
Muscle palmaire interne 7

Tronc. — Minimum d'excitation normale, 8 1/4.

	CÔTÉ DROIT.	CÔTÉ GAUCHE.
Sus-épineux	6 1/4	6,5
Sous-épineux	6	6,5
Trapèze	6,5	7,5
Grand dorsal.	6,5	7
Grand pectoral	6 3/4	7 3/4

Membres inférieurs.— Minimum d'excitation normale, 7 3/4.

	JAMBE DROITE.	JAMBE GAUCHE.
Pectiné	6	6
Adducteur	6,5	6 1/4
Long adducteur	6 1/4	7
Vaste interne.	6.5	6
Couturier	6	6,5
Tenseur du *fascia lata* . .	7	»
Droit antérieur	7	6
Vaste externe.	6,5	6,5
Grand fessier	6 1/4	6,5

Demi-tendineux.	6 1/4	6,5
Demi-membraneux.	5,5	6,5
Biceps courte branche. . . .	6 1/4	6
Biceps longue branche. . . .	5 1/4	6 1/4
Tibial antérieur	7	5 $+$
Extension comm. des orteils.	5,5 $+$	5 $+$
Long extenseur du pouce . .	6 3/4	5 1/4 $+$
Court péronier	5 1/4 $+$	5 $+$
Gastro cnémien externe . . .	5,5 $+$	5,5
Soléaire	5 1/4 $+$	6
Long fléchisseur du pouce . .	»	5 1/4
Gastrocnémien b.-interne . .	5 1/4 $+$	6 1/3 $+$
Fléchisseur comm. des orteils.	5 1/4 $+$	6 $+$
Long péronier.	5 $+$	5 $+$

($+$) Même observation qu'aux bras. Les muscles marqués d'une croix ne donnent que des contractions fibrillaires et pas de contractions effectives. La douleur empêche d'aller plus loin.

Voici maintenant le résultat de l'examen d'un certain nombre de muscles avec le *courant galvanique*. Nous avons employé la pile à courant continu de Gaiffe, un galvanomètre divisé en milliampères, une électrode large appliquée sur le sternum (10c/7c) ou sur le bassin, une électrode fine, montée sur le manche interrupteur et intervertisseur de Gaiffe pour l'examen du muscle. Rappelons enfin que nous nous sommes servis de la notation française et que par suite nos abréviations signifient : An., pôle positif, — Ka., pôle négatif, — F., fermeture, — S., secousse, — O., ouverture.

Nous avons trouvé :

BRAS DROIT :

Deltoïde antérieur, 17 M. a. — Ka. f. s. = An. f. s. — An. o. s. > Ka. o. s.

Deltoïde postérieur, 18 M. a. — An. f. s. = Ka. f. s. — An. o. s.

Triceps, 15 M. a. — An. f. s. > Ka. f. s.

Brachial interne, 6 M. a. — An. f. s. > Ka. f. s.

Biceps, 5 M. a. — An. f. s. = Ka. f. s.

BRAS GAUCHE :

Deltoïde antérieur, 8 M. a. — Ka. f. s. > An. f. s. — An. o. s. > Ka. o. s.

Deltoïde postérieur, 16 M. a. — Ka. f. s. > An. f. s. — An. o. s. > Ka. o. s.

Triceps, 7 M. a. — Ka. f. s. > An. f. s. — An. o. s.

Brachial interne, 12 M. a. — Ka. f. s. > An. f. s.

Biceps, 10 M. a. — Ka. f. s. = An. f. s. — K. o. s. > An. o. s.

AVANT-BRAS DROIT :

Long supinateur, 7 M. a. — Ka. f. s. > An. f. s. imperceptible.

I et II radial, 9 M. a. — Ka. f. s.

Extenseur commun des doigts, 8 M. a. — Ka. f. s.

Extenseur de l'index, 8 M. a. — Ka. f. s. > An. f. s. faible.

M. postérieurs d'avant-bras, 8 à 10 M. a. — Ka. f. s. — An. f. s. imperceptible.

M. intérosseux dorsaux, 7 M. a. — Ka. f. s. > An. f. s. très net.

Fléchisseur du carpe cubital, 9 M. a. — Ka. f. s. > An. f. s. très accentué. An. o. s. > K. o..s.

M. fléchisseur commun profond des doigts et M. fléchisseur superficiel des doigts 2 et 3, 1 et 4 : 10 M. a. — Ka. f. s. > An. f. s. imperceptible.

Rond pronateur, 9 M. a. — Ka. f. s. > An. f. s. très net. *M. de l'éminence thénar, face palmaire*, 10 M. a. — Ka. f. s. = An. f. s.

JAMBE DROITE :

Couturier, O. Ne réagit pas ou du moins la douleur empêche de chercher le courant auquel il réagit.

Triceps, 10 M. a. — An. f. s. > Ka. f. s.

Masse des adducteurs, 9 M. a. — Ka. f. s. > An. f. s. (faible).

Grand fessier, 12 M. a. — Ka. f. s.

Demi-tendineux et demi-membraneux, 16 M. a. — Ka. f. s. An. f. s. (très faible).

Biceps, 11 M. a. — Ka. f. s.

Péroniers. . . . . . .)
Tibial. . . . . |
Fléchisseurs . . . . . } 10 M. a. — Ka. f. s. > An. f. s.
Extenseurs. . . . . .)

Court extenseur du pouce, 9 M. a. — Ka. f. s. > An. f. s. mais appréciable.

Soléaire, 12 M. a. — Ka. f. s. > An. f. s. très faible.

Gastrocnémien, 12 M. a. — Ka. f. s. > An. f. s. très faible.

JAMBE GAUCHE :

Couturier, 11 M. a. — An. f. s. > Ka. f. s.

Triceps, 18, M. a. O. (douleur).

Masse des adducteurs, 9 M. a. — Ka. f. s. > An. f. s. (très faible).

Grand fessier, 11 M. a. — Ka. f. s.

Demi-tendineux et demi-membraneux, 14 M. a. — Ka. f. s. > An. f. s.

Biceps, 12 M. a. — Ka. f. s.

Péroniers . . . .)
Tibial . . . . |
Fléchisseurs. . . . . } 19 M. a. — O.
Extenseurs. . . . .)

Court extenseur du pouce, 9 M. a. — Ka. f. s. > An. f. s. faible, mais appréciable.

Soléaire, 19 M. a. — An. f. s. imperceptible.

Gastrocnémien, 19 M. a. — An. f. s. imperceptible.

On voit donc que nous avons trouvé manifestement la réaction de dégénérescence sur un certain nombre de muscles et

que d'autres, en grand nombre, nous ont donné : An. f. s. < Ka. f. s.
ce qui montre que la lésion, si elle n'a pas atteint son
maximum, possède déjà une certaine intensité.

Cherchons maintenant dans quel groupe des classi-
fications créées par Charcot et par Landouzy et Déje-
rine nous devons placer ce malade.

L'existence des *secousses fibrillaires* dans les groupes
musculaires atteints, la *réaction de dégénérescence*
fournie par un certain nombre de ces muscles, la *non
conservation* des sus et sous-épineux, du sous-scapulaire droit et des fléchisseurs de l'avant-bras, tous ces
faits réunis nous permettent de classer ce malade dans
le groupe des *myélopathies*, que Landouzy et Déje-
rine ont opposées aux *myopathies*, avec précisément
les caractères différentiels que nous rencontrons chez
notre sujet. Faisons cependant observer que nous
avons soigneusement interrogé l'hérédité de ce malade
et que si nous n'y trouvons pas d'atrophiques, nous
rencontrons cependant, dans la *paralysie agitante de
la mère, l'épilepsie du frère et l'état migraineux de
la sœur,* une série d'antécédents nerveux qui permettent de conclure peut-être, dans le cas particulier, à une
certaine relation héréditaire entre ces différentes affections.

D** porte, du fait de sa paralysie infantile, une lésion
très nette des jambes ; *son bras droit avait été atteint,*
mais la guérison complète s'est opérée. C'est à l'âge
de 36 ans, 34 ans après sa paralysie, que les phénomènes
de fatigue, les fourmillements et l'atrophie ont com-
mencé à se manifester dans l'épaule droite. Cette atrophie a débuté par conséquent dans le même territoire
d'innervation médullaire, qui avait primitivement été
atteint dans la paralysie infantile ; nous croyons donc
pouvoir sans hésitation faire rentrer ce cas dans *le groupe
des amyotrophies d'origine spinale protopathiques*
constitué par M. Charcot, la lésion primitive d'origine
infantile des cornes antérieures ayant pu, nous dirons

même ayant dû, laisser au point actuellement malade, une épine morbide dont l'activité s'est probablement réveillée ici sous l'influence des fractures de l'humérus droit, dont la dernière eut lieu 2 ans avant que le malade ait nettement constaté sa nouvelle affection.

La lésion des cornes antérieures une fois réveillée, en un point du territoire autrefois envahi par la paralysie infantile, a progressé avec une rapidité variable, atteignant le scapulum droit d'abord, le bras du même côté, puis le scapulum gauche ; semblant alors rester stationnaire ou du moins diminuer d'intensité dans les parties supérieures de la moelle, tandis que les mêmes phénomènes se passaient du côté des cuisses, où ils sont actuellement en pleine activité.

Le diagnostic nous semble donc bien net et nous le résumerons ainsi : *Amyotrophie d'origine spinale protopathique, type scapulo-huméral, consécutive à une paralysie infantile.*

Nous avons cru qu'il était intéressant de rapporter ce fait, car, s'il se rattache aux malades du même genre déjà cités par Carrieu, Quinquaud, Hayem, Coudoin, Dutil, il en diffère cependant par un certain nombre de points, l'âge entre autres, les différents sujets observés par ces auteurs ayant vu la récidive se produire dans les 25 premières années de leur existence. Nous avons espéré également apporter une preuve de plus de l'existence de ce lien, qui, d'après Charcot, unirait la paralysie infantile et les autres maladies du groupe, paralysie spinale aiguë de l'adulte, et atrophie musculaire progressive. D'ailleurs nous pensons pouvoir suivre ce malade et noter les modifications intéressantes qui pourront se produire dans son état.

Nous terminerons en remerciant M. Morel, interne du service, à la complaisance duquel nous devons les photographies du malade que nous avons jointes à ce travail.

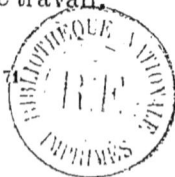

PARIS. — IMP. V. GOUPY ET JOURDAN, RUE DE RENNES, 71.

PUBLICATIONS DU *PROGRÈS MÉDICAL*

OBSERVATION

D'ATROPHIE MUSCULAIRE MYÉLOPATHIQUE

A TYPE SCAPULO-HUMÉRAL

PAR

M. le Dʳ A. RÉMOND

(De Metz).

PARIS

AUX BUREAUX DU
PROGRÈS MÉDICAL
14, rue des Carmes, 14

www.ingramcontent.com/pod-product-compliance
Lightning Source LLC
Chambersburg PA
CBHW060509210326
41520CB00015B/4161